COMBATE LA FIBROMIALGIA, LA FATIGA CRÓNICA Y EL SÍNDROME DE SENSIBILIDAD CENTRAL CON UNA DIETA ANTIINFLAMATORIA Y ANTIOXIDANTE

ANDREA MIRAS

CONTENIDO

Introducción

Algunas personas sufrimos de unos síntomas que se caracterizan principalmente por un gran cansancio y el dolor generalizado. Estos síntomas, a veces, pueden ser incomprendidos por los que nos rodean, pero para nosotros son condicionantes de nuestra calidad de vida y bienestar, llegando incluso a impedirnos llevar un ritmo de vida normal, lo cual es frustrante y puede derivar en un estados anímicos de frustración, tristeza, desesperación o resignación.

Los que sufrimos de estos síntomas, sabemos lo mucho que pueden imposibilitarnos en nuestro día a día, pero sabemos también lo difícil que resulta a veces que nuestro entorno nos considere como una persona que realmente no está al 100 por 100 en cuanto a energía física se refiere, y no nos vean como enfermos imaginarios o simplemente personas demasiado débiles o vagas que siempre buscan una excusa para descansar.

A nivel médico, los síntomas particulares que manifestamos pueden haber sido ignorados a lo largo del tiempo en un primer momento, ya que en ocasiones se han considerado como no demasiado relevantes o concretos, tomándolos como "un simple dolor" que se esperaba que pasara con algo de descanso, con alguna pastilla o con el paso del tiempo. A menudo estos malestares han sido considerados como exageraciones del individuo, debilidad por falta de actividad física, vagancia o desinterés por el trabajo, por sus seres queridos y por la vida en general.

En ocasiones también se han considerado como alguna posible patología psiquiátrica porque en ocasiones se presenta tristeza e ira en los individuos que padecemos estos síntomas. No siempre se llega a comprender por parte de la familia y entorno el porqué de esa actitud de cansancio constante y desmotivación, lo cual genera incertidumbre y frustración en los que los padecemos, pero también en las personas cercanas.

A pesar de ello, a través de varios estudios y debido a que se ha hallado a lo largo del tiempo una muestra considerable de individuos que presentamos características similares, se ha podido determinar que este conjunto de síntomas refieren al hoy conocido "**Síndrome de Sensibilidad Central (SSC)**".
Y esto ha traído. para los que lo padecemos, alivio, comprensión, apoyo y ayuda para aligerar nuestros síntomas.

Para mí, personalmente, el descubrir la existencia de este Síndrome, causó un gran cambio en mi vida; por fin pude compartirlo con mi familia sin verme juzgada y puesta en duda o en la sospecha de que todo era una exageración o una falta de condición física, o una excusa para descansar y librarme de algunos trabajos, o incluso un problema psicológico ligado a la depresión o a la ansiedad.

Por esto, y tras haber estado recibiendo consejos médicos que aliviaron y mejoraron mi vida diaria, me decidí a escribir este libro, para traer a tu alcance una mayor comprensión de este Síndrome que hace tu vida algo difícil, así como ofrecer una visión esperanzadora de que hay formas de aliviar tus síntomas y de mejorar tu día a día.

A mí esto me abrió las puertas a una nueva esperanza que cambió mi perspectiva de la vida, y posteriormente, al experimentar los resultados y mejoras en mi estado físico, la alegría invadió mi día a día y me hizo sentir una persona capaz de vivir con normalidad al fin. Para ello, solo hace alta adquirir algunos hábitos, entre ellos, y el que más me sorprendió y a la vez benefició en mi estado general, ha sido la mejora que puedes adquirir a través de simplemente, un cambio de alimentación.

Yo desconocía la existencia de la dieta llamada "antiinflamatoria", que me recomendaron mi endocrino y mi nutricionista, pero este conocimiento que en este libro quiero compartir contigo, si es que tú también estás en la situación en que yo me encontraba, a mí me cambió la vida. Y por eso quiero compartirlo contigo, esperando que también tú puedas lograr una mejora en tu vida diaria y en tu estado físico y, como consecuencia, en tu estado de ánimo general.

Definición

Se desconoce el origen de estos síntomas que caracterizan al Síndrome de Sensibilidad Central, la Fibromialgia y la Fatiga crónica y por lo tanto, se ha dificultado poder determinar las posibles causas por las que se desarrollan aunque se han llegado a relacionar con una mala alimentación, el tabaquismo, estar bajo estrés fuerte y frecuente, las infecciones víricas primarias...

Estas dolencias causan síntomas muy similares pero con diferencias entre ellas, aunque están relacionadas y por eso las vamos a tratar juntas en este manual ya que los alimentos antiinflamatorios y antioxidantes benefician a todas ellas por ser del mismo grupo.

Como ya hemos mencionado, no son dolencias que hayan sido fácilmente definidas a lo largo de la historia médica. En el proceso de ir evaluando los casos que se iban presentando, los especialistas se percatan de que no todos los casos que atienden son iguales, debido a ciertas particularidades, pero estos, a su vez, comparten síntomas parecidos.

Es así como se determina que existen patologías que de alguna manera se derivan o relacionan con el Síndrome de Sensibilidad Central, que es la menos conocida de las tres dolencias.

Sin embargo, con el pasar del tiempo, a través de los estudios realizados por los profesionales, se han encontrado ciertos datos importantes acerca de estas dolencias como es el caso de que estadísticamente, las mujeres suelen ser las más afectadas ya que un 80% de los pacientes son mujeres. En general estas mujeres se caracterizan por presentar estrés, fatiga y dolor generalizado, principalmente.

Se especula que alrededor de un 6% de la población padece de Fibromialgia, del cual un 90% de esas personas son mujeres y además suelen tener entre 40 y 50 años de edad. En España, un 2,4% de la población tiene este diagnóstico, predominando igual en mujeres.

Este porcentaje sin embargo, está basado en la muestra que se tiene, quedando fuera de ese grupo aquellas personas con diagnósticos erróneos (bastante común en estas patologías), e individuos que desconocen que padecen de ello y no acuden a un especialista.

Como hemos mencionado, los síntomas se caracterizan principalmente por frecuentes y extensos dolores corporales y cansancio generalizado que puede llegar incluso a ser imposibilitante de una vida "normal".

Por otro lado, en cuanto el Síndrome de Fatiga Crónica, la cual como indica su nombre tiene como principal síntoma un cansancio recurrente que no se acaba con el descanso, se conoce que la población afectada por dicha enfermedad a nivel mundial se encuentra entre un 0,1% y 0,4%.

Actualmente, existen muchos grupos, fundaciones y movimientos en pro del conocimiento de estas patologías para facilitar su comprensión, y brindar un espacio a los pacientes donde pueden desahogarse, compartir la experiencia, y tener ejemplos a seguir viendo otras personas que han evolucionado positivamente. Además se tiene el propósito de incentivar especialmente a los especialistas del área de salud a indagar sobre el tema para tener verdaderos avances, ya que, en la actualidad no hay cura ni un tratamiento establecido para ello, más que pequeños cambios en la vida diaria que facilitan la mejoría y/o estabilización del paciente.

Al verse afectado el cuerpo por los frecuentes dolores e inflamación interna, la deficiencia del sistema inmunológico y las defensas bajas, se dificulta que el organismo pueda combatir los síntomas que se presentan. No obstante, existen mecanismos que pueden ayudar a aliviar la sintomatología, como realizar ejercicios físicos acordes a la condición según lo que establezca un profesional, cumplir el tratamiento farmacológico que recete el médico tratante para calmar malestares específicos, sesiones de acupuntura con un reumatólogo especializado en este síndrome, terapia psicológica para lidiar con los estados de desánimo o ansiedad que el síndrome pueda producir y por último, un punto importante e imprescindible, mantener una buena **dieta antiinflamatoria y antioxidante**.

Síndrome de Sensibilidad Central

Este Síndrome es uno de los más complejos ya que, como hemos dicho antes, no se ha podido determinar el origen de la enfermedad. De hecho es la menos conocida en comparación de las patologías semejantes existentes. Esto puede suceder debido a que se ha llegado a considerar que el Síndrome de Sensibilidad Central, es el conjunto de varios síntomas de otras patologías (Fibromialgia, Síndrome de Fatiga Crónica, entre otras) y no una enfermedad especifica como tal. Sin embargo, esto es una idea no probada ya que, por otro lado, a quienes la consideran como una patología en sí.

Tal y como señala Aumesquet García L (19/11/2018): Anteriormente estos pacientes eran diagnosticados de fibromialgia (FM), síndrome de fatiga crónica (SFC), síndrome de intestino irritable (SII) etc. Pero eran diagnósticos hechos de forma aislada o incluso ha habido personas diagnosticadas de trastornos mentales.

En 1984, el Doctor Muhammad B. Yunus(2) por primera

vez, hace mención a un único concepto: El Síndrome de Sensibilidad central (SSC) y engloba distintos trastornos debido a que los mecanismos de producción son los mismos y por lo tanto esta persona no padece diferentes patologías sino que posee un desencadenante común con sintomatología diferente en las distintas zonas del organismo.

Se ha llegado a considerar que estar bajo fuerte estrés, tener un estilo de vida poco saludable (sin ejercicio físico y alimentación inadecuada) e incluso las intervenciones quirúrgicas podrían ser factores de importancia para la manifestación del síndrome como un elemento detonante e influyente. En un primer momento, los afectados por la enfermedad pueden pasar un largo periodo de tiempo desconociendo su situación ya que las personas suelen ignorar los síntomas creyendo que es algo pasajero. También, como hemos dicho. se suelen dar diagnósticos erróneos al confundirse con otras enfermedades y desconocer incluso la existencia de esta patología, lo que conlleva a que el individuo pueda pasar años en este proceso antes de ser diagnosticado correctamente.

Y esto hace que el estado de la persona sea cada vez peor.

Estas situaciones tan frecuentes suceden debido a la poca información que se ha manejado al respecto y debido a que la cantidad de casos no es tan elevada como para causar inquietud en el área de salud, por la similitud de este síndrome con otras enfermedades y por la falta de credibilidad en el síndrome. Sin embargo, por suerte se ha ido avanzando paulatinamente a nivel médico científico en la comprensión del Síndrome de Sensibilidad Central, sus síntomas y su tratamiento. De esta manera, a través de estudios realizados por profesionales se ha podido concretar un incremento de personas con esta enfermedad. En Europa se estima que entre un 10% y 20 % de la población padece de SSC.

La calidad de vida se puede ver bastante afectada y a nivel laboral estamos afectados también, ya que es de importancia recalcar que al padecer de esta dolencia, se vive con un agotamiento frecuente lo que dificulta cumplir tareas simples y por ende mucho más aquellas actividades que requieren de atención, concentración, esfuerzo físico, etc.,

De igual manera, mantener una vida social activa es también difícil para el individuo por el continuo agotamiento y limitaciones que presenta, por lo que hay quien incluso considera que sería necesario que se decrete la enfermedad como una discapacidad.

Por lo tanto, el Síndrome de Sensibilidad Central abarca todo el aspecto biopsicosocial de la persona, al afectar el normal funcionamiento del sistema inmune ante el medio ambiente donde se desarrolla, lo que repercute en el desenvolvimiento del paciente en la vida diaria trayendo consecuencias a nivel emocional y físico.

En la actualidad se sigue trabajando para poder llegar a una mayor compresión del SSC, como es el caso de España donde distintas organizaciones luchan para que la enfermedad sea reconocida y comprendida en cuanto su magnitud, y se cuenta también con equipos médicos especializados en este Síndrome en algunos hospitales.

Posibles causas y sintomatología

Ahondando en cómo actúa este síndrome se conoce que se presenta una hiperexcitabilidad de las neuronas del sistema nervioso central en el individuo, lo que ocasiona que se tenga una percepción más aguda de agentes externos del medio ambiente, ya sean nocivos o no, por ejemplo: luz, productos de limpieza, entre otros. De igual manera, hay hipersensibilidad en el sistema inmunológico hacia antígenos presentes en los alimentos y químicos.

Estas irregularidades afectan al paciente gravemente no permitiendo la buena comunicación entre sistemas ocasionando, a su vez, que se vea afectado el Sistema Endocrino. En palabras de Aumesquet García L (19/11/2018):

Se ha descubierto que las neuronas del sistema nervioso de los pacientes con este síndrome se hiperexcitan y desarrollan una hipersensibilidad que provoca la sensibilización central a los distintos estímulos periféricos nocivos o no nocivos: olor ruidos, alimentos, productos químicos... y además presentan hipersensibilidad inmunológica a distintos antígenos alimentarios, o químicos, y por lo tanto al producirse una desregulación entre estos sistemas, provoca la alteración en el sistema endocrino.

Además, una anormal percepción del dolor hace que los receptores del dolor, denominados nociceptores, se activen masivamente (específicamente los receptores periféricos) lo que conlleva que se dé una respuesta relacionada con la inflamación. Mediante este proceso, a su vez, los nociceptores se conectan con fibras ubicadas en la medula espinal lo que ocasiona que se presente la percepción anormal del dolor y la extrema sensibilidad del mismo, esta última ocasionando que perdure el malestar.

Es decir que, en pocas palabras, el Síndrome de Sensibilidad Central se debe a una mala comunicación entre el sistema nervioso central y el sistema inmunológico, causando que todo el proceso posterior se desarrolle con anormalidad y generando así la sintomatología.

Otros posibles síntomas:

- ➢ Dolores corporales (sin un origen claro)
- ➢ Alteraciones cognitivas, como dificultad para memorizar y poder comunicarse.
- ➢ Sueño constante.
- ➢ Ansiedad y depresión, ocasionado por la frustración que suele experimentar el paciente al convivir con estos síntomas frecuentes que afectan su vida diaria y aspecto social.
- ➢ Dificultad para concentrarse.
- ➢ Insomnio, ya sea porque se hace difícil conciliar el sueño o despertarse varias veces en la noche.
- ➢ Hipersensibilidad antes distintas sustancias, sin presentar alergia hacia las mismas.
- ➢ Cansancio continuo.
- ➢ Sensación de hormigueo en piernas y brazos.
- ➢ Piel reseca.
- ➢ Ojos secos.
- ➢ Dolor de cabeza.

Tratamiento

El Síndrome de Sensibilidad Central no tiene cura, sin embargo con tratamiento farmacológico, actividad física y con la dieta adecuada, se puede lograr suavizar los síntomas presentados según la consideración del médico tratante.

Como ya hemos mencionado, en este libro trataremos más ampliamente la dieta y cómo esta ayuda a combatir y aliviar los síntomas de este tipo de patologías.

De igual manera, es recomendable acudir a un fisioterapeuta para que ayude con los malestares físicos a atenuar los dolores, la fatiga y el estrés, así como asistir a terapias con un psicólogo o psiquiatra que guíe al paciente en el proceso de aceptación de la enfermedad y a afrontarla de la mejor forma posible.

Existen otras medidas alternativas complementarias como la acupuntura médica, que ayuda a desensibilizar el sistema nervioso central, favoreciendo que se apacigüe la sintomatología del Síndrome de Sensibilidad Central, gracias a su efecto analgésico y antiinflamatorio.

Fibromialgia

La fibromialgia es una enfermedad reumatológica, clasificada así por la Organización Mundial de la Salud, en la cual la persona presenta dolores constantes en el cuerpo y un alto grado de sensibilidad ante los estímulos. A pesar de no haber concretado bien el origen y causa de la fibromialgia, presuntamente se ocasiona por una alteración en el sistema nervioso lo que genera que la modulación del dolor no funcione correctamente, percibiendo los estímulos externos con gran hipersensibilidad.

Se ha planteado también que la manifestación de esta enfermedad se debe a una reacción ocasionada por un evento como una cirugía o infección que desencadene la patología, actuando como una especie de detonante al existir una base genética en la persona, lo cual haría que se esté predispuesto a generar los síntomas. Sin embargo, también se puede padecer por herencia o presentarse sin ningún tipo de antecedente, sino de forma espontánea.

Si bien la fibromialgia puede presentarse en cualquier individuo, se ha determinado que las mujeres son más propensas a padecerla, como ya hemos indicado. Las personas de mediana edad, así como aquellas con antecedentes familiares que fueron diagnosticadas con la enfermedad también parecen ser más propensas a sufrir de Fibromialgia ya que como se indicó, puede ser transmitida de generación en generación. Como lo indica Cuídate Plus (11/01/2016):

> Según el estudio Episer realizado por la Sociedad Española de Reumatología (SER) en el año 2000, se estima que en la población española la prevalencia de la fibromialgia es del 2,73 por ciento, siendo más frecuente en las mujeres que en los hombres. Esta patología se considera la causa más frecuente de dolor musculoesquelético.

Sintomatología

La Fibromialgia se caracteriza por la presencia de dolor en distintas áreas del cuerpo, el cual puede ser proporcionado por un estímulo externo no doloroso o por un agente que cause una molestia que se percibe con un mayor grado de dolor. Las personas que padecen de Fibromialgia tienen un umbral de dolor más acentuado que el de un individuo sano.

Entre las zonas que usualmente pueden presentar malestar encontramos el cuello, nuca, espalda, cadera, brazos, piernas y hombros, aunque muchas veces se presenta un dolor generalizado en el cuerpo. Además se pueden encontrar otros síntomas como:

> Trastorno del sueño motivado por la dificultad para conciliar el sueño, despertarse con frecuencia durante la noche o sentir que no se descansó.

> Trastorno cognitivo: el paciente puede tener problemas para concentrarse, memorizar o transmitir información a otras personas.

> Trastornos a nivel digestivo, colon y/o vejiga irritable.

> Sensación de entumecimiento, hinchazón, contracturas musculares, movimientos involuntarios que se presentan sobre todo durante la mañana, lo cual obliga muchas veces a la persona a no poder levantarse sino tener que quedarse acostada.

Además usualmente los pacientes, puede llegar a presentar ansiedad y depresión. Con frecuencia es difícil hacer un correcto diagnóstico de la enfermedad motivado a que la sintomatología es semejante a la de otras patologías. Por ello, es de gran importancia que el especialista evalúe ciertos puntos clave que caracterizan la fibromialgia como el dolor crónico en varias áreas del cuerpo y su origen, para así poder descartar otras posibles patologías. Sin embargo, esta enfermedad ha sido cada vez más reconocida por el gremio médico, lo que ha permitido que se amplíen los estudios e investigaciones al respecto así como el manejo de información por parte de los galenos y también de los pacientes, siendo esto muy favorable para su compresión a nivel general en la sociedad.

No existe cura para la fibromialgia... Sin embargo en algún caso puede llegar a desaparecer por sí sola, aunque esto es muy poco frecuente y suele permanecer acompañando al paciente durante toda la vida del individuo. No obstante su médico especialista podrá pautarle una serie de indicaciones que haga más llevadera la sintomatología según su caso particular.

Tratamiento

El tratamiento se compone básicamente de una receta farmacológica para aliviar los dolores corporales como analgésicos y medicamentos antiinflamatorios, y a veces, antidepresivos. Estos medicamentos no necesariamente son recetados a la vez; esto dependerá de la gravedad de los síntomas pudiendo ser indicada la ingesta de uno u otro solamente, debido a lo diferente que es cada caso.

También se recomiendan terapias psicológicas individuales que sirvan de guía en la aceptación de la enfermedad y el cómo afrontarla, aprendiendo a manejar además las emociones. Es de ayuda también participar en terapias grupales que permitan a la persona compartir su experiencia e interactuar con otros pacientes en situaciones similares y así sentir desahogo y compresión; es igual recomendable y necesario que el individuo aprenda a manejar el estrés, pudiendo realizarlo a través de terapias y/o asistiendo a talleres o formación que le facilite las herramientas para poder dominar ese estado que afecta tanto a la salud a nivel emocional como físico.

Es importante también adoptar un estilo de vida más sano y activo, compuesto por una dieta balanceada rica en sustancias que contribuyan a calmar los dolores del cuerpo y fortalecer el organismo.

En este caso también se recomienda la dieta antiinflamatoria y antioxidante, como hemos dicho. Este tipo de dietas revitalizan el cuerpo y ayudan a fortalecer el organismo en general.

Son buenos también les ejercicios físicos y mentales, tomando en consideración las necesidades que tenga la persona y haciéndolos de un modo progresivo, en especial en cuanto los ejercicios físicos, ya que este es un punto muy delicado a considerar debido al presunto deterioro que presenta el cuerpo ante la deficiencia de Vitaminas, minerales y demás propiedades. Una mala ejecución de las rutinas de ejercicios podría empeorar la condición física de la persona.

En cuanto la realización de actividades a nivel mental, se consideran de importancia para fortalecer y ejercitar el cerebro debido al deterioro que se suele dar a nivel cognitivo y la falta de concentración.

Hacer ejercicios que pongan a practicar la memoria, la atención de patrones y ese estilo de actividades de atención, es útil para los pacientes con fibromialgia. Además, a su vez, este tipo de actividades ayudan a calmar la ansiedad, la irritabilidad y otros estados similares que afectan la estabilidad emocional del paciente.

En vista de lo delicado de la enfermedad, el paciente se ve obligado a asistir a diversos especialistas (nutricionistas, terapeutas, fisioterapeutas, psicólogos, entre otros) es decir, un equipo multidisciplinario que se ocupe de todas las áreas en las que se desenvuelve el individuo y han sido afectadas, y que tengan conocimiento de la fibromialgia, porque un tratamiento inadecuado podría tener un efecto adverso ocasionando que el individuo empeore.

Según la actitud del paciente ante el diagnóstico y la aceptación del padecimiento de la enfermedad, el cumplimiento del control médico con los distintos especialistas que conformen el equipo multidisciplinario, las rutinas establecidas por los especialistas y la dieta, se puede llevar un estilo de vida normal en todas las áreas en las cuales se desenvuelve el individuo (educativa, laboral, social, entre otras) y continuar realizando tareas y actividades adaptadas si es necesario a las limitaciones del paciente, siempre tomando en consideración las indicaciones de los profesionales.

Lo indispensable para que se halle una estabilidad y se evite la evolución de la Fibromialgia es diagnosticarla lo antes posible y aplicar un tratamiento adecuado. Por eso, al presentar una serie de síntomas similares a los ya mencionados se debe asistir al médico lo antes posible para poder ser evaluado cuanto antes, evitando la evolución de la patología y para así poder hacer los exámenes pertinentes descartando otras posibles enfermedades.

Ejercicios para pacientes con Fibromialgia

Como se señaló, parte del tratamiento de la enfermedad es realizar actividades físicas para mantener una vida saludable y que la persona no se mantenga inactiva, para evitar que la condición del cuerpo empeore. Se ha estudiado el resultado que puede tener el practicar ejercicios por parte de los pacientes y estos han demostrado que son positivos ya que, al hacerlo de forma adecuada, se puede lograr: mejorar el descanso durante la noche, prevenir la obesidad por inactividad y tener un mejor estado de ánimo, aumenta la resistencia de los músculos, sentir más energía, sensación de seguridad en sí mismo y permite que se tenga mayor tolerancia al dolor gracias a la liberación de ciertas sustancias durante la realización de los ejercicios. No obstante, puede ser difícil el iniciarse en esta rutina, ya que, en un primer momento al hacerlo el paciente puede percibir dolor y no querer continuar. Esto también se debe a una predisposición que se tiene al vivir con malestares continuo, por lo tanto tener miedo a que empeore con el ejercicio, la frustración de no poder llegar a cumplirlo y la falta de energía para llevarlo a cabo, son factores que pueden afectar esta parte del tratamiento y es por ello que es importante que se trate este punto con el terapeuta para que lo oriente en cuanto a cómo afrontar nuevos retos de este tipo.

Sin embargo, a diferencia de la creencia que pueda tener el

paciente y personas que conozcan la sintomatología de la enfermedad, mientras se tenga orientación profesional, se puede crear una rutina de ejercicios acorde a la condición y limitación que tenga el individuo. Es importante mencionar que no se debe seguir cualquier entrenamiento que sea "de baja intensidad", para "personas de tercera edad" o similares, ya que el paciente con fibromialgia tiene una situación especial que requiere de métodos específicos, además si en algún momento no puede cumplir con lo pautado, no es recomendable sumarlo al día siguiente con lo correspondiente, es preferible seguir lo planificado. Para comenzar esta rutina de ejercicios el paciente puede buscar estrategias que le incentiven a continuar y estar comprometido: ir con calma en el proceso, tener paciencia, buscar un compañero para hacer los ejercicios, realizarlos en un entorno donde se sienta cómodo, diseñar un programa que le permita ver lo que ha cumplido y cómo va mejorando, conversar con sus seres queridos sobre esta nueva actividad para poder obtener su apoyo y respetar el horario establecido, utilizar ropa cómoda que no sea muy pesada ni estar muy abrigado, variar las actividades y, si es necesario, tomar algún analgésico al principio de su rutina en la fase inicial que ayude a soportar las primeras sensaciones dolorosas.

En cuanto las posibles actividades físicas, se recomiendas:

Ejercicios aeróbicos como por ejemplo caminar, nadar (siempre que sepa hacerlo muy bien y el agua debe estar a una temperatura media de 30°) o hacer bicicleta. También se ha evaluado que realizar yoga, por ejemplo, es bueno para el paciente porque es una actividad donde se ejercita cuerpo y mente. Es importante que primero el individuo debe realizar un calentamiento breve de un minuto o menos, continuar con los ejercicios que deberán ser llevados a cabo por un breve tiempo y que se irá incrementando paulatinamente hasta llegar a una media hora de ejercicios dos o tres veces a la semana. Este incremento dependerá de cómo se observe la evolución del paciente. Al terminar se deberá hacer un estiramiento de un minuto o menos. También es recomendable realizar estas actividades en grupo con personas que padecen de la misma enfermedad o semejantes, para que sea más ameno de ejecutar y además ayuda a fomentar la interacción social con personas que se puedan comprender mutuamente.

Si bien es cierto que se debe diseñar una planificación de

ejercicios adecuada al paciente, es necesario que le indique al especialista si siente algún malestar a consecuencia de los mismos para que dicho programa sea modificado y mejorado- De igual manera, si al hacer lo planificado el paciente se siente muy agotado, debe modificar la exigencia del ejercicio y bajar la intensidad de las actividades. Algunas indicaciones que podrían ser señales de que los ejercicios no están siendo adecuados para el paciente son el fuerte dolor en músculos, huesos y articulaciones, así como diferentes zonas del cuerpo como cuello, mandíbula y pecho, que perdure por más de tres minutos, aceleramiento considerable en el pulso, dificultad para poder respirar al hablar, mareos y vómitos durante o después de ejercitarse, y fatiga que persiste posterior al reposo.

Farmacología para la Fibromialgia

Es difícil presentar un tratamiento que sea general para los pacientes con diagnóstico de fibromialgia, ya que los síntomas son variantes, influye la evolución de la enfermedad, el organismo del individuo y además se debe tener consciencia que la escasa información que aún hoy en día existe sobre este tema, impide que se pueda determinar un tratamiento específico y concreto para las personas, debido a que es necesario que se realicen más estudios científicos para incorporar nuevos descubrimientos.

La Universidad Nacional Autónoma de México (UNAM), realizó un estudio entre el año 2005 y 2008, con 39 pacientes predominando el género femenino con 37 y solo 2 participantes masculinos, siendo la edad promedio de 57 años.

"El desconocimiento de la etiología y la gran cantidad de enfermedades que pueden desencadenarla, hacen difícil el tratamiento de la fibromialgia. No obstante, el análisis global indica que los diferentes esquemas terapéuticos empleados en esta serie fueron útiles para controlar el dolor… los más comunes en este estudio fueron: tramadol y paracetamol, además de amitriptilina"

Durante el estudio se buscó controlar y calmar los síntomas como la fatiga, dolores y trastorno de sueño, Para ello se aplicaron distintos fármacos, los cuales variaron más de cinco veces para poder adaptarlos a las necesidades de los pacientes. De igual manera, la cantidad de medicamentos ingeridos varió de un paciente a otro ya que algunos con menos de cuatro se sentían mejor y otros tuvieron que usar hasta siete. Este estudio permitió reconocer lo complejo de establecer un tratamiento para los pacientes con fibromialgia. Además se determinó que la mayoría de afectados presenta dolor de moderado a alto, pudiendo ser controlado con las medicinas.

Los medicamentos que suelen estar presentes en el tratamiento farmacológico de la fibromialgia son:

> Amitriplina: son antidepresivos tricíclicos.

> Paracetamol: es un analgésico, también asociado a Tramadol.

> Pregabalina: el cual es un anticonvulsionante.

Estas medicinas son usadas frecuentemente, pero eso no significa que deban usarse a diario. Se ha demostrado que los tratamientos hormonales, la medicina naturista y los medicamentos no esteroideos no funcionan para aliviar esta enfermedad.

De igual manera, es importante siempre acudir a su médico tratante ya que esta información no puede ser generalizada porque cada caso es particular y por ello un médico debe considerar la condición de cada individuo y evaluar además cómo responde su organismo ante la ingesta de lo recetado para poder decidir si se deben cambiar o no los medicamentos.

Síndrome de Fatiga Crónica

El Síndrome de Fatiga Crónica (SFC) también denominada como "Encefalomielitis Miálgica" y "Enfermedad Sistémica por Intolerancia al Esfuerzo", es una enfermedad reconocida por la Organización Mundial de la Salud, que afecta el Sistema Nervioso Central. Se caracteriza por presentarse en la persona un fuerte cansancio sin motivo aparente de forma continua y que no mejora con el descanso. Esta condición limita el desarrollo del individuo de las actividades de la vida diaria, incluso puede darse el caso en que la persona no tenga la fuerza ni energía para salir de la cama. En la actualidad se ha dado un incremento en cuanto la detección de esta patología.

"Característicamente, el SFC afecta a personas entre 20-40

años de edad, con un predominio tres veces superior en mujeres que en varones" (J, Fernández Sola. 06/2002).

Posibles causas

Realmente los especialistas no han podido concretar la causa y etimología del síndrome, sin embargo, se han evaluado ciertas posibilidades hasta el momento, que enumeramos a continuación:

> El individuo tiene una base genética que determina el padecimiento de esta enfermedad, por lo tanto al estar predispuesto y exponerse ante agentes externos (químicos, intervenciones quirúrgicas, entre otros) estos actúan como detonantes, activando la patología que se puede manifestar posteriormente.

> Deterioro del sistema inmunitario, lo que ocasiona una inflamación del sistema nervioso central (así como lo indicó la Organización Mundial de la Salud), generando que se presente la fatiga constante.

> A causa de una infección viral, ya que se ha relacionado un acontecimiento como este antecediendo a la aparición del Síndrome de Fatiga Crónica, un ejemplo de ello es el Virus del Herpes Humano (VPH). Esto hace que se relacione este síndrome con la presencia de

una enfermedad previa que desencadene la mencionada enfermedad, no obstante esto no quiere decir que el SFC sea causado directamente por otra patología.

➢ Desequilibrio hormonal al hallarse hormonas en cantidades inusuales en la sangre, las cuales son producidas por el hipotálamo, glándulas suprarrenales o hipófisis.

➢ Presentar grandes niveles de estrés o factores ambientales que podrían resultar perjudiciales.

➢

A pesar de estas hipótesis, se desconoce con seguridad el causante del síndrome, sin embargo se ha visualizado que la afectación del Sistema Nervioso Central, como lo planteó la Organización Mundial de la Salud, es la más probable ya que esto daría respuesta a los síntomas que se presentan. No obstante, también se ha considerado que probablemente se puede deber a la unión y coincidencia de varios elementos que en conjunto son los que originan la enfermedad. Esta falta de conocimiento demuestra que se requiere de muchísimo tiempo más de estudios científicos para poder descubrir el verdadero origen del Síndrome de Fatiga Crónica.

En este caso también se debe considerar la importancia de la creación de fundaciones y organizaciones que trabajan para crear consciencia de la enfermedad y para fomentar la indagación sobre su origen y cura. De igual manera, se han establecido ciertos parámetros de personas propensas a padecerla (aunque esto no quiere decir que sea excluyente, pudiendo afectar a cualquier individuo): adultos de mediana edad, de entre 40 y 50 años en adelante y de género femenino.

Sintomatología

El Síndrome de Fatiga Crónica es difícil de diagnosticar porque sus síntomas pueden confundirse con el de otras patologías como el trastorno depresivo mayor debido a la semejanza de la sintomatología. Por ende usualmente el profesional podría proceder a realizar una serie de exámenes y evaluaciones que ayuden a descartar otras enfermedades, sin embargo, es por ello que se recomienda que se acuda a un especialista con conocimiento de enfermedades relacionadas al Síndrome de Sensibilidad Central para que haga un diagnóstico acertado y así pueda tratarse adecuadamente, considerando el hecho de que aún muchas instituciones y galenos desconocen qué implica realmente padecer de SFC.

Entre los síntomas que se pueden presentar se hallan los siguientes:

> ➤ Fatiga permanente, siendo la característica principal como lo indica el nombre del síndrome, ya que el paciente presenta sueño no reparador, es decir, que no puede ser aliviada la fatiga mediante el descanso permaneciendo la fatiga en el día a día del individuo.

> ➤ Cansancio extremo por más de 24 horas posterior a la realización de cualquier esfuerzo físico aunque haya sido leve, motivado a la poca tolerancia que tienen estas personas a soportar tales actividades en comparación a un individuo sano. Esto también se puede dar al ejecutar alguna tarea que requiera de esfuerzo a nivel mental. Este síntoma es característico de la enfermedad y es una de las formas de detectar que el paciente verdaderamente padece del Síndrome de Fatiga Crónica.

> ➤ Sueño no reparador, debido a la dificultad para dormir, por no poder conciliar el sueño o despertar con frecuencia durante la noche y al levantarse tener la sensación de no haber descansado.

> ➤ Problemas cognitivos, para memorizar cualquier tipo de información simple y concentrarse en las actividades o tareas a cumplir.

➢ Dolor muscular y en articulaciones sin hinchazón ni causas claras de su origen.

➢ Mareos.

➢ Crecimiento de los ganglios linfáticos presentes en el cuello y/o axilas.

➢ Dolores de cabeza y garganta.

Estos síntomas pueden variar de un momento a otro, ya que, pueden llegar a aparecer y desaparecer así como mejorar o empeorar con el tiempo sin motivo aparente. También se pueden presentar con menor frecuencia problemas de equilibrio, hipersensibilidad ante olores y alimentos, además de intestino irritable, sudor nocturno y escalofríos.

Debido a esta serie de dolencias se puede ver afectada el área laboral, escolar, familiar y social del paciente, al carecer de la energía suficiente para ocuparse de las tareas diarias correctamente, lo que ocasiona cambios de humor en el paciente, por lo que el Síndrome de Fatiga Crónica puede estar acompañado por depresión, ansiedad e irritabilidad.

Tratamiento

Los médicos no han hallado una cura a esta patología y en vista de que se desconoce la causa de la misma, cosa que sería un factor muy importante para encontrar la cura, se ha dificultado hallar una solución.

Se recomienda mantener un estilo de vida saludable, con una buena alimentación, ejercicios, cumplimiento de las horas de sueño adecuadas, además de mantener una buena salud mental evitando grandes cargas de estrés y buscando estrategias para manejar eventos negativos que se presenten, todo ello siendo parte de una posible medida preventiva.

En este caso, como en las patologías anteriores, se trata de paliar los síntomas en la medida de lo posible para mejorar la calidad de vida del paciente y su día a día.

Las pautas que ayudan a la mejoría del paciente y que se suelen recomendar por profesionales son básicamente cumplir una dieta equilibrada antiinflamatoria y antioxidante que ayude a fortalecer el sistema inmunológico y calmar los síntomas presentes, así como evitar alimentos que promuevan el deterioro progresivo del organismo; realizar ejercicios físicos de bajo impacto que sean tolerables para el paciente y que a su vez permitan que se mantenga activo; seguir cumpliendo las actividades de la vida diaria de una forma más llevadera y acorde a la situación, es decir idear estrategias que permitan simplificar la elaboración y cumplimiento de las tareas, por ejemplo, tomar duchas sentado en un taburete, así como continuar participe en sus círculos sociales ya que, requiere de mucho apoyo de personas significativas para afrontar la enfermedad. Finalmente se recomienda, implementar técnicas para poder cumplir con las horas del sueño de la mejor forma posible debido al gran nivel de agotamiento continuo que presenta el individuo. Esto puede mejorar cumpliendo unas sencillas pautas:

➢ No consumir cafeína, nicotina ni licores especialmente durante la noche.

➢ Comer alimentos ligeros durante la cena.

➢ Crear un ambiente lo más confortable, cómodo y relajante posible en su dormitorio.

➢ Ducharse con agua tibia por la noche.

➢

➢ Evitar factores de distracción a la hora de dormir, como el teléfono o el ordenador.

➢ Mantenerse activo durante el día evitando largas siestas.

➢ Tomar té verde minutos antes de dormir.

➢ Utilizar ropa cómoda.

➢ Tener una cama y almohada adecuadas y cómodas.

Estos tips pueden ayudarle a conciliar el sueño, sin embargo, es importante que este tratamiento completo se lleve a cabo con la orientación de un equipo multidisciplinario que pueda dar las indicaciones adecuadas según los síntomas que presente el paciente y supervise la evolución del caso, así como recetar algún tratamiento farmacológico pertinente para aliviar los malestares. Como se ha explicado anteriormente, es necesario que el médico al que acudimos tenga conocimiento del Síndrome de Fatiga Crónica para que pueda adecuar correctamente el tratamiento a la necesidad del paciente y no dé diagnósticos o indicaciones erradas que puedan empeorar la salud de la persona, debido a su delicado estado.

Ejercicios para pacientes con Síndrome de Fatiga Crónica

Debido a la delicada condición que presentan estas personas no existe un plan de ejercicios predeterminado para ellos, por lo tanto se recomienda asistir desde un primer momento y regularmente con un especialista que evalúe los síntomas del paciente y el desarrollo de la enfermedad y así pueda determinar la planificación a seguir. Sin embargo, se conoce que hay ciertas actividades en líneas generales que podrían figurar en dicho programa:

Practicar una rutina aeróbica de intensidad baja a moderada mediante caminatas, natación y bicicleta (siempre y cuando se ejecuten correctamente). Estos deben hacerse de dos a tres veces por semana durante 10min aproximadamente, ya que, no se recomienda realizar sesiones muy extensas para evitar el agotamiento, y en lugar de ellos se puede incrementar paulatinamente las repeticiones.

Es importante que el individuo evalúe el cansancio posterior al entrenamiento para saber si se puede continuar al mismo nivel o si se debe disminuir o en tal caso se podría incrementar, sin embargo para que haya un aumento se debe haber estado varias semanas haciendo una misma rutina. También, al haber avanzado, se pueden incluir otro tipo de ejercicios como pueden ser de sobrecarga y flexibilidad. Estos se deben de igual manera empezar por un bajo grado e ir aumentando cuando se dominen totalmente las actividades. Estas deben ejecutarse en días alternos durante sesiones cortas.

> Entrenamiento de sobrecarga: se recomienda realizar para mejorar los grupos musculares que ayudarán a reducir los niveles de fatiga al ejecutar tareas de la vida diaria, por lo que se recomienda realizar actividades que asemejen a los movimientos que se llevan a cabo en el día a día. Al comienzo el individuo debe de adaptar este tipo de entrenamiento según su sintomatología, es decir, no debe llevarse al límite al realizarlos y utilizar su propio peso antes de poder usar pesos externos. De igual manera primeramente se deben de hacer los ejercicios sentado, hacer de 2 a 3 series y de 10 a 15 repeticiones por ejercicio, lo cual debe ser suficiente al principio para que el cuerpo se vaya adaptando a la actividad.

➢ Posteriormente poco a poco la dinámica irá cambiando, según como responda el paciente, con el uso de peso externo, realizando ejercicios de pie e incrementado la intensidad.

➢ Ejercicios de flexibilidad: a diferencia de las otras rutinas, se recomienda realizar estas rutinas a diario ya que las personas con Síndrome de Fatiga Crónica suelen ser muy inactivas, lo que afecta la salud física. Por esto es preferible trabajar la flexibilidad todos los días, para fortalecer los músculos y mejorar la movilidad. La ejecución de estos ejercicios al inicio se debe limitar a un máximo de 15 segundos, y posterior a ello, cuando el paciente lleve un tiempo largo realizando esto y se sienta cómodo, se puede incrementar al doble y luego, realizar series.

Los pacientes, debido a la constante fatiga y falta de energía, evitan los ejercicios y muchas veces incluso evaden las tareas de la vida diaria quedándose acostados e inactivos por muchas horas, por otro lado, se da el caso en el cual comienzan por iniciativa propia a realizar rutinas diseñadas para la población en general en búsqueda de mejorar su estado de salud, desconociendo que esa acción podría traer malas consecuencias debido a que ocasionaría el empeoramiento de los síntomas y por ende, creería más malestar y desánimo. Por eso, siempre se debe acudir primeramente al especialista para recibir orientación y mantenerse constante en su asistencia para ver la evolución.

La actividad física bien realizada puede favorecer al paciente en los siguientes puntos: reducción de la fatiga al realizar un esfuerzo físico, fortalecer los músculos, ayuda a controlar el peso corporal, y ayuda en la mejoría del estado de ánimo reduciendo la depresión, irritabilidad y ansiedad.

Tratamiento farmacológico para paciente con Síndrome de Fatiga Crónica

Hasta la actualidad no se ha hallado cura para esta enfermedad y de hecho no existen medicamentos que puedan tener grandes efectos favorecedores en el individuo, ya que, los antivirales, compuestos multivitamínicos, relajantes musculares y antidepresivos no suelen ser realmente útiles y en algunas ocasiones puede incluso empeorar los síntomas.

Por otro lado, los antidepresivos y ansiolíticos deben subministrarse solo si es estrictamente necesario debido a que pueden tener efectos secundarios muy negativos siendo este uno de los motivos por el cual los pacientes suelen evadir estos medicamentos.

El tratamiento farmacológico "sólo mejora sintomáticamente y de forma relativa algunos aspectos de esta enfermedad, pero no la fatiga. En general existe una mala tolerancia al tratamiento farmacológico en el SFC", según J, Fernández Sola (06/2002). Los tricíclicos, así como los glucocorticoides pueden ser beneficiosos para aliviar la sintomatología, sin embargo, es una realidad que no hay un medicamento que pueda ayudar a lidiar con la fatiga siendo esta calmada solo a través de una buena nutrición, ejercicios físicos y fuerza mental. Hay medicinas que pueden ser útiles para malestares que se presenten ocasionalmente como los antivirales, pero no deben ser consumidos con frecuencia o volverlos parte de la farmacología habitual.

La realidad de lidiar con estas enfermedades

Puede ser difícil entender cómo se desarrollan realmente estas enfermedades ya que, al escuchar un paciente hablando acerca de ellas, se puede visualizar como algo un poco fantasioso, poco posible, carente de sentido, inventos de una persona que no quiere lidiar con responsabilidades o como una simple patología psiquiátrica, especialmente desde el punto de vista médico, debido a las **pocas evidencias físicas** que se pueden llegar a detectar al evaluar la situación. Esta serie de síntomas que se relacionan a la fatiga y limitaciones que provienen de un punto incierto, suelen ser por lo tanto un tema de confusión incluso para la misma persona que lo padece, sobre todo porque es un tema que no suele escucharse en las instituciones educativas, en el hogar, en la calle o inclusive en las campañas de salud y centros sanitarios, faltando así una formación educativa básica donde se informe que sí existen estas patologías. El Síndrome de Sensibilidad Central, la Fibromialgia y el Síndrome de Fatiga Crónica son dolencias reales y todos debemos ser conscientes de ello

Un paso importante fue el decreto del 12 de Mayo, siendo la fecha en la cual se celebra el Día Mundial de Fibromialgia y Síndrome de Fatiga Crónica, en honor a Florence Nightingale, una enfermera que en los últimos años de su vida padeció de una enfermedad que ocasionó que quedara encamada no siendo un impedimento para que ella siguiera luchando por su profesión, fundando la primera Escuela de Enfermería a nivel mundial. Es así como se celebra este día en representación de las dificultades que afrontan las personas con enfermedades de este tipo. Además España es uno de los lugares más afectados por estas enfermedades según Pfizer España (29/08/2008) "Cada año se diagnostican en el Estado Español cerca de 120.000 casos de Fibromialgia y Síndrome de Fatiga Crónica y se estima que existen casi dos millones de afectados aunque el nivel de infradiagnóstico es alto". Es así como se han ido creando grupos, organizaciones y fundaciones que se encargan de abordar este tema y crear consciencia sobre las mencionadas enfermedades a nivel mundial, especialmente sobre la Fibromialgia y Síndrome de Fatiga Crónica, por ejemplo:

➤ Sociedad Española de Fibromialgia y Síndrome de Fatiga Crónica (SEFIFAC): esta organización tiene como finalidad fomentar investigaciones científicas que ayuden en cuanto la prevención, detección, tratamiento de las enfermedades mencionadas, así como aportar y colaborar para que se dé continuidad a estas acciones. Incentivar y ser partícipe de avances en el área de salud y científica, mediante reuniones, conferencias y encuentros. Finalmente, ser parte de asociaciones relacionadas a dichas patologías, apoyar para mejorar la calidad de abordaje multidisciplinario en las instituciones, y dignificar al paciente para crear consciencia en la sociedad y en los propios profesionales.

➤ Fundación Rehabilitar: creada y fundada en el año 2016 en Santiago de Chile con la finalidad de ayudar a personas con dolor crónico, enfatizando en aquellas que presentan diagnóstico de Fibromialgia. Cuenta con un equipo capacitado que brinda atención a las personas con estas patologías y además ofrecen formación sobre ellas, mediante unos cursos que buscan la comprensión de un abordaje integral de la Fibromialgia.

De igual manera, se pueden hallar casos específicos de personas diagnosticadas que poco a poco han podido salir adelante a pesar de los síntomas como es el caso de Charo Rodríguez, presidenta de la Confederación Nacional de Fibromialgia y Síndrome de Fatiga Crónica, quien tiene actualmente 51 años de edad y fue diagnosticada hace 17 años con Fibromialgia y posteriormente con SFC. En su caso, un accidente le llevó a descubrir la enfermedad ya que esta se manifestó después del evento. No obstante, Charo indica que toda su vida ha sido muy sensible al dolor, que incluso de niña manifestaba frecuentemente que sentía dolores según le contaba su madre, lo cual causaba que se la considerara simplemente como una niña que se quejaba mucho. Aunque curiosamente, la madre de Charo había padecido también de la mencionada patología, pero sin ser diagnosticada.

El descubrir que sufría de esas enfermedades fue, según ella, en cierto modo una respuesta a estas sensaciones que la habían acompañado de por vida ya que en algún momento ya había asistido en busca de ayuda a más de un especialista que siempre le notificó que estaba sana y que estaría bien.

Por eso descubrir este diagnóstico representó un alivio para ella (como nos sucede a la mayoría de los que padecemos de estos síntomas) al tener una respuesta a su sintomatología.

Parte de su temor en ese momento era que su condición actual sería permanente (dolores fuertes, rigidez) sin esperanza de mejorar, pero justamente el interactuar e integrarse en una asociación de personas con Fibromialgia y Síndrome de Fatiga Crónica le ayudó a afrontar la enfermedad y tener esperanza de evolucionar positivamente, al conocer casos de otros pacientes que lo habían logrado.

> "Es importante que, por ejemplo, cuando acudamos a Urgencias o Atención Primaria los médicos conozcan nuestra sensibilidad a los medicamentos, ya que desarrollamos muchas alergias e intolerancias. Dados nuestros síntomas, necesitamos que nos traten equipos multidisciplinares. Hay que tener en cuenta que nos recetan desde todo tipo de calmantes hasta parches de morfina, pasando por ansiolíticos, antidepresivos, antiepilépticos, somníferos, etc… Rodríguez Charo (s/f) "

Alimentación

Es de relevancia mencionar que estas patologías pueden empeorar en gran medida al presentar malos hábitos alimenticios. Es por ello que siempre y como parte del tratamiento, como base se tendrá una dieta sana y equilibrada, y específica para paliar los síntomas de estas dolencias como es la dieta antioxidante y antiinflamatoria.

Adicionalmente se ha podido detectar que hay un bajo nivel de elementos como zinc, magnesio, Vitaminas y algunos aminoácidos en los pacientes afectados, por ende en este caso se deben ingerir productos que posean estos componentes.

Los alimentos que poseen agentes antioxidantes se encargan de fortalecer el sistema inmune y prevenir el deterioro natural de las células y su deterioro temprano.

Los alimentos con propiedades antiinflamatorias, por su parte, ayudan a calmar los dolores y malestares corporales, evitando así la acentuación de los síntomas.

Alimentos antioxidantes

Hemos comprendido hasta ahora la deficiencia que se presenta en el cuerpo y la susceptibilidad al padecer: Síndrome de Sensibilidad Central, Fibromialgia y/o Síndrome de Fatiga Crónica, debido a las fallas que se presentan en distintas partes del organismo como en el caso del Sistema Nervioso Central. Hemos visto que la nutrición es un factor de suma importancia al presentar el organismo desgaste, cansancio, dolores e inflamación constante. La inflamación se presenta usualmente en dichas patologías porque el sistema inmunológico no actúa en el cuerpo con normalidad y por eso envía señales a los glóbulos blancos para que actúen como cuando hay una lesión, lo que genera la inflamación con la finalidad de que sane la zona. Sin embargo, como las defensas no funcionan correctamente, este efecto dura más tiempo de lo normal.

Los antioxidantes son sustancias que ayudan a prevenir el "envejecimiento prematuro" de las células, como hemos dicho. Este proceso se da de forma natural en el organismo. Los radicales libres, que son elementos inestables, tienen el propósito de quitar electrones de las moléculas estables del organismo para estabilizarse a sí mismos. Esto produce un efecto en cadena en las moléculas que genera la **oxidación.** Esta oxidación altera el funcionamiento de las células pudiendo llegar a destruirlas... Con los años, los radicales libres se acumulan de manera exagerada en el organismo y, como consecuencia, pueden producir una alteración genética y reducir la funcionalidad de algunas de las células (neuronas). Este proceso es un rasgo característico del envejecimiento.

También se generan radicales libres en nuestro organismo a causa de factores medioambientales nocivos: la polución, la radiación, el humo, el tabaco y los herbicidas. El cuerpo en situaciones normales puede enfrentarse a ellos, pero si los niveles de antioxidantes son bajos o si la producción de radicales libres se convierte en excesiva, pueden acabar causando daños graves a nuestra salud.

Se trata de un proceso habitual del cuerpo que se va dando con el paso de tiempo motivado a que nuestro sistema inmunológico no funciona de forma tan eficiente como en la juventud, siendo así como se van destruyendo ciertas neuronas consecutivamente, lo que forma parte de la etapa de envejecimiento del ser humano.

No obstante, si esto ocurre de forma muy frecuente fuera de la velocidad usual o se ve influenciada por factores externos que ocasionen un incremento del evento (dietas cargadas de grasa, azucares y productos muy procesados, vivir bajo estrés…) se puede acelerar el proceso de oxidación.

Cómo combatir los radicales libres

Una manera de suavizar estos efectos causados por los radicales libres es evitar agentes externos que puedan empeorar la condición de la persona como la alta exposición ante rayos Ultra Violeta (UV), la ingesta de alcohol y el tabaquismo en exceso, así como mantener una dieta inadecuada sin aportes nutritivos y llena de productos dañinos. Un punto importante se relaciona con nuestros hábitos alimenticios mediante el consumo de propiedades antioxidantes, los cuales podemos hallar en diversos alimentos y podemos integrarlos a nuestras comidas diarias fácilmente.

En el caso de los pacientes con Síndrome de Sensibilidad Central, Fibromialgia y Síndrome Fatiga Crónica esto permite beneficiarse del efecto reparador en la mejora del estado de nuestras células, así como calmar los efectos de la oxidación causada por los radicales libres y aliviar así los dolores y demás malestares producidos a partir de la enfermedad. Considerando que el sistema inmunológico tiene que ser fortalecido, al consumir los alimentos adecuados se nutrirá el organismo con Vitaminas y otras sustancias que se encuentran escasamente en el cuerpo por la presencia patológica. Y aunque existen productos elaborados por el hombre que son especiales para afrontar la oxidación de las células, es preferible optar por cumplir una dieta natural y no esos productos que poseen algún tipo de procesamiento, ya que, al consumir alimentos saludables se podría decir que se tiene una dieta completa que a su vez aporte otros beneficios al organismo, más allá de la propiedad antioxidante. Al consumir estos platos saludables el cuerpo recibe una dosis diaria varias veces al día bastante cargada de todos los elementos necesarios: Vitamina C, E, A, ácido fólico, hierro y zinc, entre otros sin ningún tipo de componente químico.

Es importante consultar esta información con el médico tratante y nutricionista que tomando en cuenta su caso específico pueda sumar o restar algún alimento a la dieta.

Alimentos antioxidantes y sus propiedades.

Las **propiedades antioxidantes** las encontramos sobre todo en:

- Vitaminas de los grupos A, C y E

- Betacarotenos

- Zinc

- Y selenio.

Tipos de antioxidantes que podemos encontrar en los alimentos:

- **Betacarotenos:** naranjas, zanahoria, mangos, calabaza, brócoli, boniato y calabacín

- **Luteína:** presente en los vegetales de hojas verdes

- **Licopeno:** sandía y tomates

- **Selenio:** cereales, leguminosas, pescado, pan integral y frutos secos

- **Vitamina A:** leche, hígado, mantequilla y huevos

- **Vitamina C:** papayas, fresas, naranjas y kiwi

- **Vitamina E:** nueces y semillas, espinaca y col rizada

Frutas antioxidantes:

Fresas: alto contenido en Vitamina C y manganeso. Resultan excelentes en casos de anemia. Consúmelas en primavera y verano.

Moras: destaca su poder antiinflamatorio. Buenas aliadas del corazón. Disfrútalas a finales de verano.

Arándanos: ricos en flavonoides. Aliados en infecciones urinarias. Julio y agosto es su época.

Bayas de Goyi: ricas en Vitamina C y E. Controlan el azúcar en sangre y el colesterol.

Grosella: gran contenido de Vitamina C. Buena fuente de fibra, mejora el tránsito intestinal. Maduran en verano y otoño.

Frambuesas: al igual que las anteriores, gran contenido en Vitamina C. Regulan la hipertensión y la circulación sanguínea. Disfruta de ellas en verano.

Cerezas: Potasio, calcio y fósforo. Nos ayuda a proteger el cerebro y el sistema nervioso. En auge a principios de verano.

Uvas: Potasio, cobre y hierro. Mejoran el estado de ánimo. Consúmelas de agosto a diciembre.

Mango: rico en magnesio y fibra. Efecto, entre otros, saciante. Disfrútalos cuando arranca el calor.

Melón: Vitamina C y estupendo diurético. En julio encontrarás los más sabrosos.

Papaya: gran contenido de potasio. Beneficiosas propiedades digestivas. Se dan en temporada de calor.

Naranjas: Vitamina C por excelencia. Efecto cardioprotector. Fruta de otoño-invierno.

Mandarinas: rica en betacarotenos y Vitamina C.

Albaricoques: Potasio y proVitamina A. Recomendada para potenciar el bronceado. Fruta de verano, de mayo a agosto.

Limón: rico en Vitamina C y potasio. Acción antiséptica. Temporada de invierno.

Granada: Vitamina C, ácido fólico y polifenoles. Se la relaciona con la buena fertilidad. Consúmelas en octubre-noviembre.

Kiwi: alto contenido en fibra. Efecto depurativo. Perfectos de octubre a marzo.

Plátanos: destacamos su rico valor nutricional. Podemos degustarlos durante todo el año.

Manzana: rica en fibra. Efecto saciante. Evita las caries. En septiembre las encontrarás en su punto.

Verduras antioxidantes

Brócoli: fuente de niacina, Vitamina C y A. Alto contenido en azufre, de ahí su olor al cocinado. Su temporada va de noviembre a abril.

Tomate: Vitamina A y C. Rico en licopenos. Estupendos de julio a septiembre.

Ajo: Vitaminas del grupo B. Poder antiséptico, diurético y depurativo. Ideal a finales del invierno.

Zanahoria: destaca por su gran cantidad de Vitamina A. A finales de febrero estarán de temporada.

Calabaza: alto contenido en Vitaminas del grupo B. Perfecta para la hipertensión entre otros. Podemos disfrutar de ellas en otoño.

Remolacha: rica sobre todo en Vitamina C, también A y E. Temporada a partir de mayo.

Alcachofas: ricas en Vitamina E, B1 y B3. Diuréticas. Recolecta en invierno.

Calabacín: Vitaminas C, y del grupo B. Estupendo en dietas de adelgazamiento. Consúmelo de temporada en verano.

Pimiento verde: Vitamina C. Temporada de verano y otoño.

Guisantes: Vitamina B. Los más ricos en primavera.

Coliflor: rica en Vitamina C, calcio y magnesio.

Col rizada: también conocida como Kale. Muy rica en Vitamina A y C. Se puede consumir todo el año.

Coles de Bruselas: Vitamina C. Propiedades antiinflamatorias. Temporada otoño/invierno.

Pepino: Vitamina C y magnesio. Estupendo para la piel. Disfrútalo en verano.

Cebolla: rica en potasio, fósforo y magnesio. También contiene Zinc y Vitamina C.

Puerro: Vitamina A, calcio y zinc. De temporada a partir de otoño.

Espinacas: es muy rica en Vitamina A, C y E. Ideal en primavera y otoño.

Acelgas: de las verduras de hoja verde destacan por su alto contenido en Vitamina C. Temporada de invierno.

Rábano: ricos en yodo, magnesio y azufre.

Batata o boniato: rica en Vitamina A y fuente de betacarotenos. Temporada de invierno.

Un dato importante es tener en cuenta la posibilidad de incluir licuados o batidos de estos alimentos en la dieta, pues solo con la compra de una licuadora podremos incluir varios de estos componentes en variados y deliciosos batidos.

Semillas y frutos secos

Nueces: rica en potasio y sodio, contiene calcio y Vitamina A, además de ácidos grasos saludables y selenio.

Almendras: contienen magnesio, selenio, manganeso, calcio y hierro. Tienen efecto saciante.

Cacahuetes: ricos en calcio, hierro y magnesio. Son un buen alimento siempre que se tomen sin procesar.

Macadamia: ricas en Vitaminas del grupo A, E y B. Además contienen calcio, hierro, fósforo, potasio y selenio.

Pistachos: rico en Vitamina A y C y en magnesio, calcio y hierro.

Avellanas: contienen Vitamina A y C además de hierro, magnesio y calcio.

Piñones: son ricos en Vitamina A, calcio y magnesio.

Anacardos: ricos en Vitamina E y B. También contienen selenio.

Pipas de girasol: Vitamina E y B1. Aceites grasos esenciales.

Semillas de Chía: fósforo, calcio y magnesio. Consideradas un Súper Alimento (si quieres saber más acerca de los Súper Alimentos, te recomiendo mi libro dedicado en exclusiva a ellos).

Frijoles o alubias rojas: como buenas legumbres contienen selenio, pero lo más interesante es que contienen más antioxidantes que los frutos rojos. La piel de las alubias rojas contiene flavonoides quercetina, taninos y antocianinas.

Frijoles o alubias negras: las alubias cuentan con una gran cantidad de Vitamina C y A. Gran contenido en proteínas. Disfrútalas secas durante todo el año.

Açai: Vitaminas A, B, C y E, calcio, magnesio, potasio y zinc... una maravilla antioxidante.

Maíz: rico en Vitaminas A y C. Disfruta de él de junio a septiembre.

Especias, infusiones y cacao

Cacao puro: gracias a sus polifenoles estamos ante un aliado estupendo contra la oxidación celular. Además podemos disfrutarlo todo el año.

Canela: poder antiinflamatorio.

Pimienta de Cayena: también conocida como pimienta roja, tiene grandes cantidades de Vitamina C, E y K. A pesar de su picor, ha sido utilizada en medicina para dolor de estómago, dolores reumáticos y para estimular la circulación sanguínea.

Chiles: conocidas en España como guindillas, pueden contener grandes cantidades de Vitamina C.

Té verde: Polifenoles, sobre todo en el té verde. Perfecto para quemar grasa.

Té rojo: al igual que el verde, es depurativo y adelgazante.

Pescados y mariscos

Salmón: Vitaminas A y D además de ácidos grasos esenciales. De temporada a finales de julio.

Ostras: contienen Vitamina A y C, así como calcio, hierro, zinc y selenio.

Mariscos: gran cantidad de Vitamina E.

Sardinas: ricas en Vitaminas del grupo B. Disfrútalas en los meses de verano.

Atún: Vitaminas C y E. Betacarotenos. Temporada de verano.

Otros:

Levadura de cerveza: selenio y Vitaminas del grupo B. Fuente de Salud.

Aceite de oliva virgen.

Yema de huevo: destaca en Vitamina A aunque es rico también en Vitaminas del grupo D, E y B.

Cuidado con los Pro- Oxidantes

Así como existen alimentos con sustancias antioxidantes, también se pueden hallar alimentos pro-oxidantes, los cuales incentivan el estrés oxidante de las células acelerando así el proceso natural de deterioro ocasionado por los radicales libres. Es por ello que, especialmente las personas que presentan las patologías mencionadas, deben evitar el consumo de alimentos que posean estas sustancias. Los pro-oxidantes se pueden encontrar en alimentos con grasas (Lipoproteína de baja densidad LBD) y ácidos grasos (trans y saturadas):

- Lipoproteína de Baja Densidad (LBD): se debe evitar el consumo de este componente, ya que este tipo de grasa es la que suele ocasionar la obstrucción de las arterias. Se conoce como "colesterol malo".

- Ácidos Grasos Trans (AGT): se encuentra en la mantequilla y margarina.

- Ácidos Grasos Saturados (AGS): los productos lácteos como el queso, crema de leche, manteca y embutidos poseen AGS.

No obstante, así como existen grasas altamente dañinas también se pueden hallar grasas que no son perjudiciales para el cuerpo y que se pueden integrar a las comidas, a pesar de recomendarse siempre la moderación de su consumo, como lo son:

> Lipoproteína de Alta Densidad (LAD): se encarga de deshacerse del exceso de colesterol de la sangre. Por lo tanto, es conocido como el "colesterol bueno".

> Ácidos Grasos Poliinsaturados (AGP): los poliinsaturados están presentes en algunas especies de pescados grasos como el salmón y la sardina, así como en el aceite de girasol y de maíz.

> Ácidos Grasos Monoinsaturados (AGM): este tipo de ácido graso se encuentra en el aceite de oliva y en el pescado.

En cuanto el consumo de grasas, siempre es importante tener presente que se debe considerar la calidad del producto y la cantidad que se ingiere, ya que no es aconsejable tomar grandes cantidades a pesar de que se trate de LAD, AGP y AGM. De igual manera, productos con alta cantidad de azucares son perjudiciales para la salud como el refresco o bebida gaseosa y golosinas, con consecuencias negativas casi instantáneas, (tanto a nivel del organismo como a nivel energético pues producen una subida rápida de energía pero causan una bajada drástica que promueve el estado de cansancio que a nosotros nos perjudica tanto).

Alimentos antiinflamatorios

Verduras: brócoli, col rizada, coliflor, coles de Bruselas, setas, tomates, pimientos, zanahoria, calabaza, boniato, ajo, cebolla, alfalfa, apio, lechuga, pepino, germinados, remolacha, acelgas, espinacas, calabacines, espárragos, espirulina. Como ves, la mayoría son verduras y hortalizas de color verde.

Frutas: fresas, arándanos, zarzamoras, frambuesas, uvas negras, cerezas, papayas, melocotón, albaricoque, piña, aguacate, aceitunas, cítricos.

Carnes magras: cerdo, pollo, pavo, conejo. (Ternera ecológica)

Pescado azul: (caballa, atún, anchoas, salmón, arenque, trucha...)

Pescado blanco: todo en general.

Especias: jengibre, cúrcuma, canela, ajo en polvo, tomillo, orégano...

Cereales integrales: avena, arroz, quinoa, espelta, kamut...

Lácteos: leche y yogur desnatado, mejor ecológico y queso bajo en grasa. Bebidas vegetales no azucaradas.

Huevos

Grasas: aceite de oliva y de girasol.

Frutos secos crudos: nueces, almendras, pistachos, avellanas, semillas de sésamo y amapola, lino y chía.

Cacao: chocolate negro.

Cuidado con los pro inflamatorios

En la otra cara de la moneda estarían los alimentos pro inflamatorios, los cuales aceleran el proceso de envejecimiento, causando una hiperactividad del sistema inmune y ocasionando dolor de las articulaciones, fatiga y daño a los vasos sanguíneos. Algunos ejemplos de este tipo de alimentos que deberías evitar o reducir en tu dieta serían los siguientes:

Alimentos con grasas trans y omega 6: carnes rojas, lácteos, cacahuetes, aceite de maíz, aceite de girasol y de soja, alimentos fritos y con sal, y alimentos ricos en azúcar y almidón.

Fritos y embutidos

Quesos curados

Pan blanco y harinas refinadas

Bollería

Harina de maíz

Arroz instantáneo, arroz blanco

Alimentos con gluten y bollería

Colorantes y aromas artificiales

Edulcorantes artificiales

Azúcar y golosinas

Salsas elaboradas

Carne roja no ecológica, productos precocinados.

Leche entera y derivados lácticos enteros.

Alcohol, refrescos, zumos de fruta procesados y café.

Algunas ideas para sustituir alimentos que nos resultan dañinos:

> Leche de origen animal, puede ser sustituida por leche de soja, leche de avena, leche de almendras o avellanas.

> Azúcar por miel o stevia.

> Carnes rojas por carne de soja, pollo o pescado.

> Harina de trigo por centeno y avena.

> Levadura por bicarbonato.

Menú de 3 semanas, rico en antioxidantes y propiedades antinflamatorias.

En estos menús que te proponemos a continuación abundan los alimentos ricos en sustancias que reducen la inflamación y promueven la reparación celular. Para potenciar el efecto de cualquiera de estas recetas, añade a tu menú té verde, jengibre y cúrcuma a discreción. Estas recetas están diseñadas para darte ideas y hacerte la planificación de menús más sencilla, pero sin duda puedes añadir o variar elementos siguiendo los listados de alimentos anteriormente redactados o incluyendo en alguna ocasión algún producto de los llamados "no recomendados", si se da el caso.

Semana 1:

Lunes

Desayuno: en ayunas, un zumo de manzana, apio, pepino y remolacha. Al cabo de una media hora, cacao puro caliente a la taza con leche de almendras y azúcar de coco. Añade fresas o cerezas.

Comida: como entrante, una ensalada de espinacas y lechuga con germinados de alfalfa o puerro, zanahoria, semillas de calabaza y aguacate, aliñada con aceite de oliva y salsa de soja fermentada. Como plato principal, un guiso de lentejas con acelgas, pimientos y tomates.

Cena: una tortilla vegana con harina de garbanzo, espinaca, ajo y cúrcuma.

Martes

Desayuno: en ayunas, un zumo de manzana, zanahoria, limón y apio. Al cabo de media hora, un batido de papaya y manzana junto con una rebanada de pan casero con lino y olivada, aguacate o aceite de sésamo.

Comida: como entrante, un gazpacho de remolacha y tomate con ajo y aceite de sésamo. Como plato principal, brócoli y calabaza al vapor, aliñados con un aderezo de sal de hierbas, cúrcuma, pimienta, pipas de girasol y aceite de oliva.

Cena: una hamburguesa vegetal sobre chucrut, zanahoria y curry.

Miércoles

Desayuno: en ayunas, un zumo de pepino, naranja y apio con espinacas y un manojo de menta. Al cabo de media hora, un muesli de avena con semillas de sésamo, frambuesas, chía, nueces de Brasil y avellanas.

Comida: como entrante, una crema de calabacín con puerros, leche de coco y semillas de sésamo. Como plato principal, una ensalada de quinoa con granada, pepino y remolacha, aliñada con aceite de ajos macerados, tomate desecado y azafrán.

Cena: unos tacos de tofu con una picada de almendras y cúrcuma.

Jueves

Desayuno: en ayunas, un zumo de manzana, granada y limón. Al cabo de media hora, una rebanada de pan de almendras casero, con psyllium y semillas de amapola.

Comida: como entrante, un pastel de aguacate y piña con una picada de nueces del Brasil, sal, pimienta, aceite de oliva y semillas de calabaza. Como plato principal, un potaje de amaranto con sofrito de cebolla, tomate, pimiento y calabacín, aderezado con jengibre y clavo.

Cena: una buena ensalada de lechuga y espinaca con fresas, nueces, germinados de puerro y remolacha. Espolvorea con levadura de cerveza y chía.

Viernes

Desayuno: en ayunas, un zumo de kiwi, espinaca y lechuga. Al cabo de media hora, un batido de leche vegetal, plátano, canela y cacao acompañado de una tostada de trigo sarraceno con tahini o hummus.

Comida: como entrante, una crema de brócoli con cebolla, brotes de soja y semillas de calabaza. Como plato principal, un arroz integral o un plato de soja texturizada con zanahoria, tomate desecado, ajo, pimienta, alcachofa y aceite de oliva.

Cena: un plato de garbanzos con salsa de tomate natural, ajo, albahaca y olivas negras.

Sábado

Desayuno: infusión de té con leche vegetal y rebanad de pan sin gluten con atún, tomate y aceite.

Media mañana: bol de frutos rojos con frutos secos.

Almuerzo: verduras al vapor con sésamo crudo y semillas de chía, boniato al horno y carne roja ecológica. Una rebanadita de pan de centeno.

Merienda: té verde y yogur desnatado con pistachos y miel.

Cena: ensalada verde con germinados y puré de verduras con semillas de sésamo.

Domingo

Dieta libre con alimentos ecológicos e índice glucémico moderado.

Semana 2

Lunes:

Desayuno: pan de centeno, jugo de naranja y zanahoria.

Media mañana: fruta con unas nueces.

Almuerzo: pollo a la plancha con puré de patatas casero.

Merienda: barra de cereal hecha en casa.

Cena: frutos rojos con yogurt descremado.

Martes:

Desayuno: tortitas de arroz con jamón de pavo.

Media mañana: naranja con miel y canela.

Almuerzo: pescado (caballa) al vapor con zanahorias y verduras verdes.

Merienda: galletas de avena y plátano con miel.

Cena: ensalada de lechuga y tomate. (Se puede agregar el zumo de limón o aceite de oliva) con cacahuetes y rabanitos y pollo a la plancha.

Miércoles:

Desayuno: ensalada de frutas con miel.

Media mañana: frutos secos con yogur.

Almuerzo: frijoles con pimentón y ajo y brócoli al vapor.

Merienda: chocolate negro con un poco de pan integral.

Cena: patatas al vapor con salmón a la plancha.

Jueves:

Desayuno: pan de avena con batido de mango y leche vegetal.

Media mañana: chocolate negro con frutos secos con un yogur desnatado.

Almuerzo: alcachofas, tomate, pimiento rojo y verde al horno acompañado de quinoa.

Merienda: sándwich de queso bajo en grasa con aceite de oliva y aguacate.

Cena: salteado de verduras con aceite de oliva y hamburguesa vegetal.

Viernes:

Desayuno: leche de avena con chía.

Media mañana: pan integral con pavo.

Almuerzo: sopa de tomate con pescado azul a la plancha o al horno.

Merienda: yogurt desnatado con fresas y miel.

Cena: puré de verduras condimentadas y conejo al ajillo.

Sábado:

Desayuno: panqueques de harina de avena y huevo con canela.

Media mañana: leche descremada con galletas caseras de harina integral y frutos secos.

Almuerzo: pescado (sardina) a la plancha con verduras condimentadas con perejil y ajo.

Merienda: fruta (naranja) con sándwich de aguacate o hummus o olivada.

Cena: brócoli al vapor con acelgas y quinoa.

Domingo:

Desayuno: yogurt desnatado con frutas y frutos secos o chocolate negro.

Media mañana: fruta (fresas).

Almuerzo: arroz con chía salteado con pimientos, ensalada de patata y zanahoria aliñada.

Merienda: sándwich de pan integral o de centeno con tomate natural y rúcula.

Cena: Berenjenas horneadas y albóndigas de guisantes.

Semana 3:

Lunes:

Desayuno: avena con leche y con canela.

Media mañana: frutos secos con una fruta.

Almuerzo: lentejas con pimientos y ensalada de pepino con yogur desnatado, limón y pimienta.

Merienda: barra de cereal casera.

Cena: espárragos al vapor con aderezo (elaborado con aceite de oliva) de perejil y pescado blanco o azul.

Martes:

Desayuno: batido de frutas del bosque con leche de avena o de avellanas.

Media mañana: chocolate negro con pan de espelta.

Almuerzo: ensalada de lechuga y tomate con aceite de oliva y aguacate, nueces, huevo duro y uvas.

Merienda: frutos secos.

Cena: Tortilla de patatas con pimientos y ajos y col rizada al vapor.

Miércoles:

Desayuno: pan de centeno con tomate natural y olivas y té verde con stevia.

Merienda: frutas (arándanos).

Almuerzo: pollo guisado con patatas y orégano acompañado de crema de acelgas.

Merienda: yogurt descremado con nueces y almendras.

Cena: brócoli al vapor con aderezo (elaborado con aceite de oliva) de perejil acompañado de quinoa con frutos rojos y nueces.

Jueves:

Desayuno: pan de centeno y pasas con zumo de naranja natural.

Media mañana: fruta (arándanos).

Almuerzo: pescado graso a la plancha con remolacha y patatas acompañado de ensalada verde.

Merienda: galletas de avena y plátano con chocolate negro.

Cenas: patatas al vapor con jamón de pavo y chucrut.

Viernes:

Desayuno: panqueques de avena y huevo.

Media mañana: manzana troceada con almendras picadas.

Almuerzo: arroz con pollo al ajillo y ensalada de espinacas con frutos rojos.

Merienda: naranja con miel y canela.

Cena: calabacín horneado con aderezo (elaborado con aceite de oliva) de orégano y ajo y carne de ternera ecológica.

Sábado:

Desayuno: tortitas de arroz con canela y miel.

Media mañana: batido de leche vegetal con cacao puro.

Almuerzo: pescado blanco horneado con patatas y calabacines.

Merienda: pan integral con hummus.

Cena: puré de verduras con pan de centeno y guisantes con cebolla.

Domingo:

Desayuno: Batido de frutas rojas.

Media mañana: yogur desnatado con avena y nueces.

Almuerzo: tomate relleno y pescado (sardina) al vapor.

Merienda: barrita de frutos secos con miel.

Cena: verduras salteadas con aceite de oliva y hamburguesa de lentejas casera.

Esto es todo, espero de corazón que estos consejos te hayan podido servir y puedas aplicarlos para mejorar tu calidad de vida. Y si te gustaría conocer más de mis libros, te recomiendo otros de mis títulos sobre alimentación:

- Recupera tu energía con la dieta energética.
- Los grandes desconocidos: súper alimentos, semillas, té y brotes.
- Cómo y por qué de la dieta alcalina
- 15 minutos, grandes beneficios: rutinas diarias para mejorar tu cuerpo y tu mente. (Alimentación, ejercicio, meditación)

Referencias Bibliográficas

Aumesquet García L. (19/11/2018). El Síndrome de Sensibilidad Central: un nuevo reto para el Dietista-Nutricionista. Recuperado de https://revistas.proeditio.com/jonnpr/article/view/2817/html2817

Centro Internacional de Medicina Avanzada. (s/f). Un programa de ejercicio para el enfermo con fibromialgia. Recuperado de http://www.sld.cu/galerias/pdf/sitios/rehabilitacion-doc/ejercicios_1.pdf

Cruz, Tamayo, Guevara, Bautista. (Mayo- Junio 2010). Tratamiento farmacológico de la fibromialgia: la experiencia de tres años. Recuperado de https://www.medigraphic.com/pdfs/facmed/un-2010/un103b.pdf

Cuídate Plus. (11/01/2016). Fibromialgia. Recuperado de https://cuidateplus.marca.com/enfermedades/musculos-y-huesos/fibromialgia.html

Dawes, J y Stephenson, M. (2008). Entrenamiento para Individuos con Síndrome de Fatiga Crónica. Recuperado dehttps://g-se.com/entrenamiento-para-individuos-con-sindrome-de-fatiga-cronica-1077-sa-r57cfb271b97da

Equipo Aora Life. (07/03/2017). ¿Conoces la diferencia entre antioxidantes y radicales libres? Recuperado de https://aoralife.com/es/blog/post/19_conoces-la-diferencia-entre-antioxidantes-y-radicales-libres?page_type=post

Fernández Sola. (06/2002). El Síndrome de Fatiga Crónica. Recuperado de https://www.elsevier.es/es-revista-medicina-integral-63-articulo-el-sindrome-fatiga-cronica-13034631

Fibromialgianoticias. (2018). Recuperado de https://fibromialgianoticias.com/alimentacion-en-fibromialgia/

Fred Tabung. (23/06/2018). Dieta para el dolor crónico ¿qué se necesita? Recuperado e https://fibromialgianoticias.com/dieta-para-el-dolor-cronico/

InstituteMYM. (14/12/17). Síndrome De Sensibilización Central. Recuperado de https://institutemym.com/sindrome-sensibilizacion-central/

Pfizer España. (29/08/2008). 12 de mayo - Día Mundial de la Fibromialgia y del Síndrome de la Fatiga Crónica. Recuperado de

https://www.pfizer.es/salud/dias_salud/12_mayo_dia_mundial_fibromialgia_sindrome_fatiga_cronica.html

Rivera Javier. (03/2011). Tratamiento farmacológico en la fibromialgia. Recuperado de https://www.elsevier.es/es-revista-seminarios-fundacion-espanola-reumatologia-274-articulo-tratamiento-farmacologico-fibromialgia-S1577356611000029

Rodríguez Charo. (s/f). Presidenta de la Confederación Nacional de Fibromialgia y Síndrome de Fatiga Crónica. Recuperado de https://www.fundacioncaser.org/actividades/historias-de-superacion/presidenta-de-la-confederacion-nacional-de-fibromialgia-y-sindrome-de-fatiga-cronica

Rodríguez Raquel. (25/06/2019). Estos son los 12 alimentos más ricos en antioxidantes. Recuperado de https://www.mujerhoy.com/vivir/salud/201906/25/alimentos-antioxidantes-naturales-prevenir-envejecimiento-80606121888-ga.html